# BEI GRIN MACHT SICH IHR WISSEN BEZAHLT

AF135884

- Wir veröffentlichen Ihre Hausarbeit,
  Bachelor- und Masterarbeit

- Ihr eigenes eBook und Buch -
  weltweit in allen wichtigen Shops

- Verdienen Sie an jedem Verkauf

## Jetzt bei www.GRIN.com hochladen und kostenlos publizieren

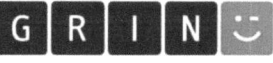

# Die Vulnerabilität von An- und Zugehörigen von Patienten auf der Intensivstation

Daniel Anders

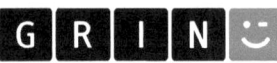

**Bibliografische Information der Deutschen Nationalbibliothek:**

Die Deutsche Nationalbibliothek verzeichnet diese Publikation in der
Deutschen Nationalbibliografie; detaillierte bibliografische Daten sind
im Internet über http://dnb.d-nb.de abrufbar.

ISBN: 9783346450494
Dieses Buch ist auch als E-Book erhältlich.

© GRIN Publishing GmbH
Nymphenburger Straße 86
80636 München

Druck und Bindung: Books on Demand GmbH, Norderstedt Germany
Gedruckt auf säurefreiem Papier aus verantwortungsvollen Quellen

Das vorliegende Werk wurde sorgfältig erarbeitet. Dennoch
übernehmen Autoren und Verlag für die Richtigkeit von Angaben,
Hinweisen, Links und Ratschlägen sowie eventuelle Druckfehler keine
Haftung.

Das Buch bei GRIN: https://www.grin.com/document/1036989

# Vulnerabilität von An- und Zugehörigen von Menschen, die auf einer Intensivstation behandelt werden

SEMINARARBEIT

vorgelegt am 15.03.2021

| | |
|---|---|
| Fakultät: | Wirtschaft |
| Studiengang: | Angewandte Pflegewissenschaft |
| Studienjahrgang: | 2020 |
| Studienhalbjahr: | WiSe 2020/2021 |
| Modul: | Schutzkonzepte |
| Kurs: | WAPK 20/21 SPG |

von

*Daniel Anders*

# Inhaltsverzeichnis

# 1 Einleitung

Bereits während der Aufnahme auf einer Intensivstation begleiten An- und Zugehörige den betroffenen Menschen.[1] Sie befinden sich hier in einer psychisch wie emotionalen, höchst instabilen Situation, da diese zum Zeitpunkt der Aufnahme auf die Intensivstation meist noch keine näheren Informationen zum Zustand des betroffenen Angehörigen erhalten haben.[2] Auf der anderen Seite ist die Aufnahmefähigkeit der An- und Zugehörigen oder Eltern der betroffenen Person ebenso vor allem während dem Prozess der Aufnahme auf einer Intensivstation stark eingeschränkt.[3] Dennoch haben An- und Zugehörige und vor allem Eltern in dieser Situation ein starkes Bedürfnis nach detaillierten Informationen über den aktuellen Zustand des Familienmitglieds.[4] Auch während des weiteren Aufenthalts im Krankenhaus bleibt dieses Bedürfnis stark verankert, vor allem bei An- und Zugehörigen, die einen betroffenen Menschen auf der Intensivstation begleiten. Diese kämpfen besonders mit Problemen vor allem im Zusammenhang mit dem Übergang von Intensivstation auf die Normalpflegestation, da ihnen hier Ansprechpartner zum Beispiel in Form einer „Liaison-Nurse" fehlen.[5]

Ziel dieser Seminararbeit ist die Darstellung einer Übersicht über das Themengebiet der Vulnerabilität von An- und Zugehörigen von betroffenen Personen, die auf einer Intensivtherapiestation behandelt werden. Der Hauptfokus wurde auf An- und Zugehörige von Menschen, die auf einer erwachsenen Intensivstation behandelt werden, gelegt.

Grundlage dieser Arbeit ist eine systematische Literaturrecherche in den Datenbanken Google Scholar, PubMed, Cumulative Index of Nursing and Allied Health Literature, Cochrane Database of Systematic Reviews sowie den Verlagsangeboten Content-Select, SpringerLink, Hogrefe E-Libary sowie Thieme Certified Nursing Education. Zusätzlich wurden die Leitlinien Datenbanken der Arbeitsgemeinschaft der Wissenschaftlichen Medizinischen Fachgesellschaften und des National Institute for Health and Care Excellence des Vereinigten Königreichs in die systematische Literaturrecherche eingebunden. Einige weitere Treffer konnten durch das Schneeballsystem während der Auswertung der Literatur erzielt werden. Das Suchprotokoll kann Anlage 1 dieser Arbeit entnommen werden.

Zunächst wurde in dieser Übersichtsarbeit zur Verständlichkeit auf den Begriff der Vulnerabilität eingegangen und nachfolgend eine Begriffsbestimmung zu An- und Zugehörige in deutscher und englischer Sprache vorgenommen. Denn die systematische Literaturrecherche wurde überwiegend in englischer Sprache durchgeführt, da nicht ausreichend relevante Treffer im deutschen Sprachraum erzielt werden konnten.

---

[1] Vgl. Brock, A.; Kany, A.; Knipfer, E. (2018), S. 12.
[2] Vgl. Lauster, M. u.a. (2014), S. e1400.
[3] Vgl. Messall, A.; Stein, U. (2017), S. 31.
[4] Vgl. ebd. (2017), S. 31.
[5] Vgl. Großbichler, T.; Nagl-Cupal, M. (2019), S. 10.

Im Weiteren werden im Rahmen dieser Seminararbeit ausgewählte Forschungs- und Literaturtreffer aus der durchgeführten systematischen Literaturrecherche, die eine hohe Relevanz zum Thema aufweisen, dargestellt.


## 2 Vulnerabilität

Vulnerabilität wird vom Pschyrembel Wörterbuch definiert als eine multifaktoriell bedingte individuelle Disposition auf Belastungen, unterschiedlich stark oder schwach zu reagieren.[6] Ebenso gibt das Duden Wörterbuch die Bedeutung von Vulnerabilität als Verwundbarkeit oder Verletzlichkeit wieder.[7] Hingegen vulnerabel als verwundbar, verletzlich oder störanfällig.[8]

Der Begriff der Vulnerabilität wird von Frau Schrems als ein sehr vielseitiger beschrieben. Vor allem versteht sie unter ihm eine Reihe von Aspekten und Bereichen zusammengefasst, die Vulnerabilität auslösen können oder die vulnerabel sind. Hier können Bereiche der Informationstechnologie, Psychologie, Pflege oder Medizin betroffen sein. Ebenso aber auch der Klimawandel, Umwelt oder Wetterphänomene, die für eine erhöhte Vulnerabilität bei den betroffenen Menschen verantwortlich sind.[9]

So können zum Beispiel Dürre- oder Regenperioden dazu führen, dass Menschen in strukturell schwachen Regionen der Erde schneller Probleme bekommen, an Nahrungsmittel zu gelangen, als Menschen in strukturell starken, zum Beispiel in Mittel- und Südeuropa. Daher ist Vulnerabilität ebenfalls situationsbedingt zu betrachten.[10]

Dieses Beispiel zeigt, dass nicht nur kranke, pflegebedürftige Menschen oder Kinder vulnerabel sind, sondern eben alle Personen eine Vulnerabilität aufweisen können.[11] [12]

Frau Schrems teilt die Vulnerabilität in zwei grundlegende Formen ein. Zum einen in die anthropologische Vulnerabilität, die als fundamentale das Sein bestimmende Vulnerabilität bezeichnet wird, die somit allen Menschen innewohnt.[13] Damit wird die Vulnerabilität als eine menschliche Eigenschaft angesehen.[14] Zum anderen in die situationsspezifische Vulnerabilität, die zum Beispiel aus bestimmten Lebensumständen, Menschenrechtsverletzungen oder Umweltkatastrophen resultiert.[15]

Es gibt Risikofaktoren, die nachweislich die Vulnerabilität einer Person erhöhen können.[16] Die typischen Risikofaktoren hierfür sind Armut, Obdachlosigkeit, Migration. Ebenso

---

[6] Vgl. Pschyrembel online (2016), s.v. Vulnerabilität.
[7] Vgl. Duden online (2020), s.v. Vulnerabilität; vulnerabel; Bezugsperson.
[8] Vgl. Duden online (2020), s.v. Vulnerabilität; vulnerabel; Bezugsperson.
[9] Vgl. Schrems, B.M. (2020), S. 14.
[10] Vgl. Rogers, A.C. (1997), S. 65.
[11] Vgl. Schrems, B.M. (2020), S. 14.
[12] Vgl. Huth, M. (2016), S. 281.
[13] Vgl. Schrems, B.M. (2020), S. 15.
[14] Vgl. Huth, M. (2016), S. 292.
[15] Vgl. Schrems, B.M. (2020), S. 15.
[16] Vgl. Rogers, A.C. (1997), S. 66.

können aber auch Kombinationen aus Krankheit, Alter, Hilfsbedürftigkeit und bestimmten Lebensumständen die situationsspezifische Vulnerabilität erhöhen.[17] Aber auch das Geschlecht, die Ethnie, das Bildungsniveau, soziale Strukturen, die finanzielle Situation oder komplett lebensverändernde Ereignisse sind Faktoren, die die Vulnerabilität beeinflussen.[18] Von diesen Risikofaktoren sind einige beeinflussbar wie soziale Strukturen, andere sind teilweise beeinflussbar wie das Bildungsniveau und andere wie das Alter oder die Ethnie sind vom einzelnen Menschen her nicht beeinflussbar.[19] Fr. Rogers sieht hier als stärkste Risikofaktoren der Vulnerabilität den finanziellen Status, das Bildungsniveau und soziale Strukturen. Diese Risikofaktoren werden als beeinflussbare eingruppiert, sodass eine Veränderung dieser Faktoren den Grad der Vulnerabilität schnell positiv, aber auch schnell negativ verändern kann.[20] Außerdem können zum Beispiel Rechts- oder Gesundheitssysteme Vulnerabilität lindern, aber auch erhöhen.[21]

Wie Frau Rogers mit ihrem Modell der Vulnerabilität skizziert, ist der Grad der jeweiligen Vulnerabilität von Umweltfaktoren aber auch von persönlichen Ressourcen abhängig. Je mehr Unterstützung extrinsisch dem jeweiligen Menschen zugeführt wird oder je mehr persönliche Ressourcen zum Beispiel in Form von Copingstrategien die jeweilige Person entwickelt, desto niedriger ist die Vulnerabilität. Durch dieses Modell der Vulnerabilität von Frau Rogers wird verständlich, dass Vulnerabilität nicht statisch ist, sondern als ein Kontinuum anzuerkennen ist.[22]

Eine Personengruppe als vulnerable Gruppe zu definieren, kann helfen, Schutzmaßnahmen einzuleiten.[23] Jedoch kann dies aber auch gegenteilig dazu führen, dass Personen aus dieser Gruppe durch eine über protektive Haltung „etikettiert" werden und so eine Stereotypisierung dieser Personengruppe erfolgt.[24] Andererseits kann es auch vorkommen, dass Menschen durch unpräzise Formulierungen als vulnerabel eingestuft werden und so zum Beispiel bei Forschungen fälschlicherweise zum Schutz ausgeschlossen werden.[25] Deshalb empfiehlt Frau Schrems, nicht Vulnerabilität allein nach allgemein angenommenen Merkmalen der einzelnen Person zu definieren, sondern die individuellen Gegebenheiten zu berücksichtigen.[26]

---

[17] Vgl. Schrems, B.M. (2020), S. 15.
[18] Vgl. Rogers, A.C. (1997), S. 66.
[19] Vgl. ebd. (1997), S. 67.
[20] Vgl. ebd. (1997), S. 67.
[21] Vgl. Schrems, B.M. (2020), S. 20.
[22] Vgl. Rogers, A.C. (1997), S. 68.
[23] Vgl. Schrems, B.M. (2020), S. 19.
[24] Vgl. ebd. (2020), S. 19 f.
[25] Vgl. Wild, V. (2014), S. 298.
[26] Vgl. Schrems, B.M. (2020), S. 20.

Zwar ist zum Beispiel ein Mensch mit einer degenerativen Erkrankung vulnerabler im Gegensatz zu einer Person ohne eine solche Erkrankung, dennoch gibt es verschiedene Formen, Schweregrade und Verlaufsformen, die berücksichtigt werden müssen.

Das Team um Herr Egle berichtet, das psychosoziale Belastungen in der Kindheit, gesundheitliche Langzeitfolgen nach sich ziehen können.[27] Unter Einbeziehung von Querschnittsstudien, aber auch prospektiver Forschungen der letzten zehn Jahre konnte das Team Zusammenhänge zwischen Langzeitfolgen stressbezogener Umwelteinflüsse in der Kindheit und einer späteren Vulnerabilität für psychische und physische Erkrankungen bestätigen.[28] Ebenso untersuchte das Team um Frau Fiddler im Vereinigten Königreich mögliche psychologische Mediatoren zwischen Widrigkeiten in der Kindheit und häufigen medizinischen Konsultationen bei neuen ambulant betroffenen (erwachsenen) Personen in neurologischen, kardiologischen und gastroenterologischen Kliniken. Die Ergebnisse des Forschungsteams zeigen, dass schwere Widrigkeiten in der Kindheit mit häufigen medizinischen Konsultationen verbunden sind.[29] Zudem zeigte die Studie, dass bei Symptomen, die medizinisch nicht erklärbar waren, Menschen mit schwierigen Situationen in der Kindheit sich signifikant häufiger in medizinische Behandlung begaben als die Kontrollgruppe.[30] Daher hat die Weltgesundheitsorganisation aufgrund der somit einhergehenden ökonomischen Auswirkungen sowie dem Aspekt der gesundheitlichen Langzeitfolgen, die Thematik der Gewalt gegen Kinder zu den zentralen Themen der weltweiten Gesundheitspolitik etabliert.[31] [32] Durch die Berichte von Herrn Egle und Frau Fiddler kann demnach geschlossen werden, dass eine erhöhte Vulnerabilität (vor allem in der Kindheit) ein Risikofaktor für gesundheitliche Langzeitfolgen ist.


## 3    An- und Zugehörige

Der Begriff des Angehörigen wird definiert als eine mit dem betroffenen Menschen verwandte Person, die die Eigenschaft als Angehöriger durch natürliche Abstammung oder durch abstammungsrechtliche Bestimmungen wie zum Beispiel Ehe oder Adoption erworben hat.[33]

Jedoch ist es häufig so, dass die Angehörigen nicht unbedingt die engen Bezugspersonen des betroffenen Menschen sind. Oft sind es eben die nicht verwandten Personen wie Freunde oder Nachbarn, die für den betroffenen Menschen eine starke Bedeutung haben.[34]

---

[27] Vgl. Egle, U.T. u.a. (2016), S. 1247 ff.
[28] Vgl. ebd. (2016), S. 1252.
[29] Vgl. Fiddler, M. u.a. (2004), S. 375.
[30] Vgl. ebd. (2004), S. 372.
[31] Vgl. Egle, U.T. u.a. (2016), S. 1247.
[32] Vgl. World Health Organization (o.J.), www.who.int (Stand: 07.02.2021).
[33] Vgl. Pschyrembel online (2018), s.v. Angehöriger.
[34] Vgl. Feichtner, A. (2014), S. 181.

Daher müssen neben den Angehörigen auch diese zugehörigen Personen bei weiteren Überlegungen zur Vulnerabilität berücksichtigt werden.

Neben den Begriffen Angehörige oder Zugehörige und deren Kombination wird in der Literatur auch der Begriff der Bezugsperson angegeben. Jedoch wird dieser Begriff sehr allgemein verwendet und wird durch das Duden Wörterbuch definiert als eine Person, an der eine andere Person ihr Denken und Verhalten orientiert.[35] Andere wissenschaftlich Publizierende fassen unter den Begriff des Angehörigen auch die Zugehörigen mit ein.[36]

Für die systematische Literaturrecherche musste zudem der Begriff der An- und Zugehörigen noch in die englische Sprache übersetzt werden. Denn die systematische Literaturrecherche innerhalb der Metaanalyse zeigte schnell, dass die Suche in deutscher Sprache nicht genügend Ergebnisse generieren kann. Bei der nachfolgenden orientierenden Literaturrecherche hat sich gezeigt, dass im englischen der Begriff der family auch das Umfeld der Familie beinhalten kann und somit dem Begriff der An- und Zugehörigen nahekommt.[37] Wohingegen relatives von der Bedeutung her mit Angehörigen übersetzt werden kann.[38] Während der orientierenden Literaturrecherche konnte zusätzlich der Begriff der family caregivers gefunden werden.

Mit diesen Erkenntnissen wurden daher für die Suchsyntax der systematische Literaturrecherche die Suchbegriffe relatives, family caregivers und family in Kombination mit dem Boole'schen Operator OR verwendet.[39]

## 3.1 An- und Zugehörige als vulnerable Gruppe

An- und Zugehörige von schwerkranken Menschen leiden unter hohen Belastungen und weisen relevante depressive Symptome sowie Anzeichen von Angst auf.[40] Ebenso müssen An- und Zugehörige Rollen in sich vereinen, die der betroffene Mensch nicht mehr ausüben kann und diesen gleichzeitig unterstützen.[41] Jedoch zeigte die systematische Literaturrecherche, dass zwar An- und Zugehörige in den Forschungsberichten als vulnerabel eingestuft werden,[42] dennoch in der geläufigen Pflegeliteratur, besonders im deutschen Sprachraum kaum als vulnerable Gruppe gesehen werden.[43]

---

[35] Vgl. Duden online (2020), s.v. Vulnerabilität; vulnerabel; Bezugsperson.
[36] Vgl. Feichtner, A. (2014), S. 182.
[37] Vgl. Cambridge Dictionary Online (2014), s.v. family; relative.
[38] Vgl. Cambridge Dictionary Online (2014), s.v. family; relative.
[39] Vgl. Simon, M. (2017), S. 190.
[40] Vgl. Oechsle, K. u.a. (2019), S. 1.
[41] Vgl. Münch, U. u.a. (2020), S. 307
[42] Vgl. Baumhover, N.C.; May, K.M. (2013), S. 130.
[43] Vgl. Lauster, M. u.a. (2014), S. e1399.

## 3.2    An- und Zugehörige von betroffenen Menschen auf Intensivstation

An- und Zugehörige von betroffenen Menschen auf Intensivstation zeigen typische Symptome von Vulnerabilität. Wie die Forschung des Teams um Melissaki zeigt, wiesen die Versuchspersonen der Studie, welche Angehörige ersten Grades zum betroffenen Menschen waren, hohe Werte auf der Center for Epidemiological Studies Depression Scale auf.[44] Die von Melissaki erhobenen Werte von 29.8 ± 8.9 zeigen nach den Angaben der American Psychological Association ein hohes Risiko für Depressionen auf. Die Fachgesellschaft gibt ab einem Wert von 16 auf der Center for Epidemiological Studies Depression Scale ein Risiko für Depressionen an, welches weiter untersucht werden sollte.[45] Ebenso zeigte die Forschung, dass Angehörige von Menschen auf einer Intensivstation auch Symptome von Angst aufzeigen. Dies wurde mit dem Spielberger's State-Trait Anxiety Inventory erhoben. Hier konnten mit 39.8 ± 9.0 mittels des Assessmentinstruments Werte erhoben werden, die für eine mittelstarke Angst der Angehörigen spricht.[46]

Die qualitative Studie des Teams um Frau Wåhlin zeigte ähnliche Ergebnisse auf. Hier gaben die Versuchspersonen an, dass sie manchmal zuhause ängstlich wurden und die Angst bekämpfen konnten, indem sie in das Krankenhaus gefahren sind und dort auch zu jeder Zeit willkommen waren, um den betroffenen Menschen zu besuchen und ihm nahe zu sein.[47] Die Versuchspersonen gaben in den Interviews der Studie an, dass sie die Zeit der Intensivtherapie als eine der schrecklichste in ihrem Leben betrachten, jedoch in dieser Zeit aber auch einige der besten Erfahrungen ihres Lebens machten. Weiter gaben die Versuchspersonen an, dass ihnen eine fürsorgliche Atmosphäre sowie kontinuierliche, unkomplizierte und ehrliche Informationen über den betroffenen Menschen sehr geholfen haben.[48] Außerdem konnte das Forschungsteam während der Interviews mit den An- und Zugehörigen ermitteln, dass für diese die Erfahrung sehr essenziell war, ob ein echter Wille zu helfen und zu entlasten vonseiten der Pflegenden da war oder nicht.[49] Das Team um Frau Wåhlin kommt zum Ergebnis, dass eine exzellente Therapie und Pflege mit den besten Maschinen und Konzepten nur ein Teil ist, an den sich An- und Zugehörige und betroffene Menschen erinnern. Ebenso wichtig ist die Art und Weise, wie die Pflege durchgeführt wurde und diese mit dem betroffenen Menschen, aber auch mit den An- und Zugehörigen kommuniziert wurde. Das Forschungsteam der Studie gibt daher die Empfehlung bei der Weiterentwicklung von intensivpflegerischen Konzepten den Fokus auf menschliche

---

[44] Vgl. Melissaki, A. u.a. (2000), S. P235.
[45] Vgl. American Psychological Association (2011), https://www.apa.org (Stand: 04.03.2021).
[46] Vgl. Melissaki, A. u.a. (2000), S. P235.
[47] Vgl. Wåhlin, I.; Ek, A.-C.; Idvall, E. (2009), S. 2583.
[48] Vgl. ebd. (2009), S. 2582.
[49] Vgl. ebd. (2009), S. 2582 f.

Wärme, Einstellungen sowie Verhaltensweisen zu lenken, auch in Bezug auf Personalentwicklung.[50]

Die Forschung um das Team von Frau Quinn zeigte die verschiedenen Rollen, die innerhalb einer Familie vorkommen können, auf. Der Bericht der ethnografischen Studie enthält die Analysenergebnisse der insgesamt 130 Versuchspersonen, welche zum therapeutischen Team gehörten, betroffene Menschen oder deren An- und Zugehörige waren. Fokus der Studie war vor allem der Entscheidungsprozess der Therapiezieländerung von kurativ zu palliativ.[51] Die Analyse zeigte acht Rollen, die die An- und auch Zugehörigen annehmen können: Die Rolle des pflegenden Angehörigen, der hauptentscheidenden Person, der vertretenden Person der Familie, des Außenseiters, der fachkundigen Person über die Wünsche des betroffenen Menschen, des Beschützenden, der fachkundigen Person im Gesundheitswesen und die Rolle der vulnerablen Person.[52] [53] Das Forschungsteam schließt aus diesen Ergebnissen, dass es wichtig ist, die Rollen zu erkennen und gezielt auf die Wünsche und Bedürfnisse der einzelnen Personen einzugehen. Nur so können die An- und Zugehörigen optimal im Prozess der Entscheidungsfindung unterstützt und entlastet werden.[54] Als vulnerabelste Rolle in dieser Systematik wird durch das Team um Frau Quinn die Rolle des Beschützenden beschrieben. Die Rolle der beschützenden Person und der Rolle der vulnerablen Person kommen innerhalb der An- und Zugehörigen oft gepaart vor. Besonders oft in Situationen, in denen erwachsene Kinder denken, sie müssten ein älteres Familienmitglied vor Entscheidungen schützen.[55] Die Problematik der Rolle des Beschützenden ist aber die, dass in dem Moment, in dem die beschützende Person versucht, die vermeidlich vulnerable Person zu schützen, gleichzeitig mit der eigenen Vulnerabilität ansteigt. Aus der Sicht der vermeidlich vulnerablen Person kommt es in diesem Moment möglicherweise zu einer Überprotektion durch die beschützende Person und die Meinung der vermeidlich vulnerablen Person wird möglicherweise nicht gehört. Dies könnte zu Konflikten innerhalb der An- und Zugehörigen führen und ebenfalls die Vulnerabilität der Einzelnen erhöhen.[56]

Die deskriptive Forschung des Teams um Frau Maxwell zeigt einen Vergleich zwischen den Wahrnehmungen der Intensivpflegenden und den An- und Zugehörigen der betroffenen Menschen in Bezug auf die Bedürfnisse dieser. Bei 31 von insgesamt 60 erfragten Bedürfnissen, die auf denen des Wolter and Leske's Critical Care Family Needs Inventory und des Warren's Needs Met Inventory beruhen, konnte ein statistisch signifikanter Unterschied ($p \leq .050$) zwischen den Antworten der An- und Zugehörigen und

---

[50] Vgl. ebd. (2009), S. 2586.
[51] Vgl. Quinn, J.R. u.a. (2012), S. 3.
[52] Vgl. ebd. (2012), S. 4.
[53] Es wurde versucht, mithilfe eines Genderwörterbuchs die beschriebenen Rollen in eine geschlechtsneutrale Sprache zu übersetzen. Jedoch ist dies für einige Rollen nicht möglich gewesen.
[54] Vgl. Quinn, J.R. u.a. (2012), S. 10.
[55] Vgl. ebd. (2012), S. 7 f.
[56] Vgl. ebd. (2012), S. 7.

Intensivpflegenden ermittelt werden.[57] Auf die offene Frage, was helfen könnte, den Bedürfnissen von An- und Zugehörigen betroffener Menschen auf Intensivstation gerecht zu werden, antworteten diese unter anderem: Mitgefühl, beantwortete Fragen, flexible Besuchszeiten, Übernachtungsmöglichkeiten, Geistliche, spirituelle und emotionale Unterstützung, Telefone, Privatsphäre, aber auch fürsorgliche Pflegende.[58]

Die qualitative Studie von Frau Agård und Frau Harder aus dem Jahr 2007 zeigt, dass An- und Zugehörige von betroffenen Menschen, die auf einer Intensivstation behandelt werden, zum einen eine hohe Vulnerabilität aufweisen, jedoch aber auch gleichzeitig einen hohen Einfallsreichtum haben, diese Vulnerabilität wieder zu lindern.[59] Das Team der Studie konnte im Rahmen der durchgeführten Interviews drei Hauptphänomene der An- und Zugehörigen ergründen: Anhaltende Unsicherheit, sich selbst zurücknehmen und eigene Rückschlüsse ziehen.[60] Das Phänomen der anhaltenden Unsicherheit beruhte bei den untersuchten Versuchspersonen auf den Tatsachen der chaotischen Momente der Aufnahme auf die Intensivstation, die wechselhaften Tage und Wochen danach. Dazu beigetragen hat auch die dauerhafte Angst der Angehörigen bezüglich der Überlebenswahrscheinlichkeiten und des Outcomes.[61] Die Versuchspersonen der Studie gaben an, dass Informationen des therapeutischen Teams hier nicht immer geholfen haben, diese Ängste zu lindern. Die befragten An- und Zugehörigen gaben ebenfalls an, dass Informationen über Untersuchungsergebnisse und Befunde nicht unbedingt die Fragen dieser beantwortet haben. Resultat der qualitativen Befragungen war, dass die anhaltende Unsicherheit, der die An- und Zugehörigen ausgesetzt waren, sehr kritisch für diese war.[62] Das Phänomen des sich selbst zurücknehmen rührte daher, dass die befragten An- und Zugehörigen Unsicherheit in ihrer Rolle auf der Intensivstation angaben und Gefühle der Illegitimität in Bezug auf ihre eigenen Bedürfnisse in diesen Situationen hatten. Die An- und Zugehörigen gaben ebenfalls an, dass sie versuchten ihre Sorgen und Nöte nicht mit dem betroffenen Menschen zu teilen, um nicht mehr Ängste und Sorgen diesem aufzulegen.[63] Auf der anderen Seite gaben die An- und Zugehörigen aber auch an, in dieser Zeit an Schlafstörungen gelitten zu haben oder Probleme gehabt zu haben, mit ihren jüngeren Kindern über die Situation im Krankenhaus zu sprechen.[64] Des Weiteren litten die An- und Zugehörigen über Sorgen bezüglich der weiteren Zukunft oder auch über die finanzielle Situation. Sie gaben an, ihre eigenen Probleme und Emotionen zu unterdrücken, um selbst in der Situation nicht überfordert zu sein.[65] Das Phänomen des Ziehens eigener

---

[57] Vgl. Maxwell, K.E.; Stuenkel, D.; Saylor, C. (2007), S. 370.
[58] Vgl. ebd. (2007), S. 373.
[59] Vgl. Agård, A.S.; Harder, I. (2007), S. 176.
[60] Vgl. ebd. (2007), S. 173.
[61] Vgl. ebd. (2007), S. 173.
[62] Vgl. ebd. (2007), S. 173.
[63] Vgl. ebd. (2007), S. 173 f.
[64] Vgl. ebd. (2007), S. 174.
[65] Vgl. ebd. (2007), S. 174.

Rückschlüsse erklären Agård und Harder durch die Angaben der Versuchspersonen. Diese gaben an, dass das Informationsbedürfnis in der Zeit des Aufenthalts auf Intensivstation ein nahezu lebenswichtiges, für die An- und Zugehörigen war.[66] Diese gaben ebenfalls an, jede Information in den Kontext zum Zustand des betroffenen Menschen zu ziehen. Wichtige Aktivitäten für die An- und Zugehörigen war zum Beispiel das Sitzen neben dem Bett des betroffenen Menschen und zu beobachten, was passiert. Letztendlich versuchten die befragten An- und Zugehörigen sich eine eigene Meinung aufgrund der verschiedenen gesammelten Informationen zu bilden. In einigen Fällen bildeten diese sich jedoch ein falsches Bild der Situation und stuften diese kritischer ein, als die Situation war.[67] Die Ergebnisse der qualitativen Forschungsarbeit zeigen, dass An- und Zugehörige betroffener Menschen auf Intensivstation sich in einem dauerhaften Anpassungsprozess befinden und große Schwierigkeiten haben ihren Platz und ihre Rolle im Setting Intensivtherapie zu finden.[68]

Der Forschungsbericht der Studie von Frau Wong aus dem Jahr 2017 beschreibt die Erfahrungen An- und Zugehöriger von betroffenen Menschen, die unerwartet auf eine australische Intensivstation aufgenommen wurden, mit erhöhter emotionaler Vulnerabilität und Unsicherheit.[69] Neben einer systematischen Literaturrecherche führte das Forschungsteam der Studie 25 Interviews mit An- und Zugehörigen von betroffenen Menschen, die zu diesem Zeitpunkt auf einer Intensivstation behandelt wurden. Das Team um Frau Wong ermittelte aus der Problematik der erhöhten emotionalen Vulnerabilität, welche An- und Zugehörige von betroffenen Menschen, die auf Intensivstation behandelt werden, aufweisen, die zwei Subkategorien Leben mit Unsicherheit und Diskontinuität. Im Forschungsbericht werden die Ergebnisse zur Subkategorie Leben mit Unsicherheit beschrieben.[70] Diese Subkategorie wird weiter in die drei Dimensionen Konfrontation mit einer fremden Umgebung, im Dunkeln gehalten werden und in einem emotionalen Zustand der Aufruhr sein untergliedert.[71]

Die qualitative deskriptive Forschung um das Team von Johansson aus dem Jahr 2005, befasste sich mit dem Thema, welche Maßnahmen An- und Zugehörige von Betroffenen auf Intensivstation als Unterstützung angesehen haben. Hierzu wurden Interviews mit 29 An- und Zugehörigen von betroffenen Menschen, die zu diesem Zeitpunkt auf einer Intensivstation in Südwest Schweden behandelt wurden, geführt.[72] Die Forschenden definierten für diese Studie als Angehörigen einen nahen Angehörigen oder Freund. Die betroffenen Menschen wiesen zum Zeitpunkt der Interviews eine Liegezeit auf

[66] Vgl. ebd. (2007), S. 174.
[67] Vgl. Agård, A.S.; Harder, I. (2007), S. 174.
[68] Vgl. ebd. (2007), S. 176.
[69] Vgl. Wong, P. u.a. (2017), S. 4390.
[70] Vgl. ebd. (2017), S. 4396.
[71] Vgl. ebd. (2017), S. 4397.
[72] Vgl. Johansson, I.; Fridlund, B.; Hildingh, C. (2005), S. 290.

Intensivstation zwischen 4 und 82 Tagen auf. An- und Zugehörige von Menschen, die sich im Sterbeprozess oder sich in einem instabilen Zustand befanden, wurden von dieser Forschung aus ethischen Gesichtspunkten ausgeschlossen.[73] Das Ergebnis der Studie war, dass die gewünschte Unterstützung der An- und Zugehörigen von Betroffenen auf Intensivstation auf der Ebene der internen Ressource und externen Ressource erfolgt. Diese Unterstützung kann in drei Dimensionen abgebildet werden: Sich selbst vertrauen, Nächstenliebe begegnen und Professionalität begegnen.[74] Auf der Ebene der internen Ressource wird durch die Autorenschaft des Forschungsberichts die Dimension des sich selbst Vertrauens eingruppiert. Bei dieser Dimension gaben die Versuchspersonen an, dass es für sie zur Bewältigung der belastenden Situation hilfreich war, an sich selbst zu glauben und vor allen an die eigenen Fähigkeiten zu glauben, Copingstrategien zu entwickeln. Die befragten An- und Zugehörigen gaben an, dass sie für sich persönlich eine Strategie entwickelt haben, mit der Situation umzugehen, die aus ihrer Perspektive vorteilhaft war.[75] Die Dimensionen des Begegnens von Nächstenliebe und Professionalität wurde durch das Forschungsteam in die Ebene der externen Ressourcen eingeteilt.[76] Die Dimension des Begegnens von Nächstenliebe wird durch die Autorenschaft durch zwei Aspekte charakterisiert. Zum einen das akzeptiert werden, wie man ist und zum anderen das treffen von Menschen, die sich um einen kümmern.[77] Die Dimension des Begegnens von Professionalität wird durch das Team um Johansson zunächst in zwei Untergruppe unterteilt: Möglichkeit erhalten, teilzuhaben und Sicherheit zu begegnen. Hier waren Aspekte wie die Informationsweitergabe, aber auch die Möglichkeit, am Bett des Betroffenen zu sein wie auch das Erleben von bester Therapie und Pflege sowie das Erleben von Verantwortung bezüglich der Pflege des betroffenen Menschen maßgeblich.[78]

---

[73] Vgl. ebd. (2005), S. 290.
[74] Vgl. Johansson, I.; Fridlund, B.; Hildingh, C. (2005), S. 296.
[75] Vgl. ebd. (2005), S. 292.
[76] Vgl. ebd. (2005), S. 294.
[77] Vgl. ebd. (2005), S. 292.
[78] Vgl. ebd. (2005), S. 294.

# 4 Schlussbetrachtung

Die systematische Literaturrecherche hat gezeigt, dass der Begriff der An- und Zugehörigen sich in den letzten Jahrzehnten entwickelt hat. Während im Fachbeitrag aus dem Jahr 1986 von Dewis und Chekryn der Begriff des Ehepartners verwendet wird,[79] verwenden Publikationen Ende der 1990er, Anfang der 2000er Jahre bereits den Begriff der Angehörigen oder der Familie.[80] [81] Wobei wie bereits in Kapitel 3 beschrieben, in der englischen Sprache der Begriff der Familie nicht nur die Angehörigen beschreibt, sondern auch das erweiterte Umfeld der Familie und somit auch die Zugehörigen beschreibt.[82]

An- und Zugehörige von Menschen, die auf einer Intensivstation behandelt werden, weisen Symptome von Angst und Depressionen auf[83] und können außerdem ein Post-Intensive Care Syndrom entwickeln.[84] Diese Symptome können wie in Kapitel 2 bereits erläutert, auf eine erhöhte Vulnerabilität der An- und Zugehörigen von betroffenen Menschen auf einer Intensivstation hinweisen.[85] Wie ebenfalls in Kapitel 2 beschrieben, ist es daher möglich, dass diese an Folgeerkrankungen wie Gedächtnisverlust, Appetitverlust, aber auch Schlafstörungen leiden können.[86] Eine nach Auffassung des Verfassers denkbare Theorie ist die, dass An- und Zugehörige von Menschen, die auf einer Intensivstation behandelt werden oder wurden an weiteren Folgeerkrankungen erkranken können. Denn das Forschungsteam um Herr Egle konnte im Jahr 2016 einen Zusammenhang zwischen stressbezogenen Erlebnissen in der Kindheit und einer später erhöhten Vulnerabilität für psychische und physische Erkrankungen erkennen.[87] Diese Erlebnisse der Kinder erhöhten das Risiko im Erwachsenenalter an Diabetes mellitus Typ 2, Schlaganfall, chronisch obstruktive Lungenerkrankung, koronare Herzerkrankung oder an spezifischen Karzinomen zu erkranken, um ein zwei bis vierfaches.[88] Da wie in Kapitel 3.2 erläutert, erleben An- und Zugehörige von betroffenen Personen auf Intensivstation ebenfalls stark traumatisierende Erlebnisse im Rahmen der Intensivtherapie ihrer lieben.[89] Nach Auffassung des Verfassers ist eine denkbare Theorie daher, dass diese An- und Zugehörigen ebenfalls ein höheres Risiko aufweisen, an verschiedenen Folgeerkrankungen zu erkranken. Jedoch konnte die durchgeführte systematische Literaturrecherche hier keine Ergebnisse liefern, sodass für diese These eine mögliche Forschungslücke identifiziert wurde. Um diese Lücke zu bestätigen, sind jedoch weitere systematische Literaturrecherchen notwendig.

---

[79] Vgl. Dewis, M.E.; Chekryn, J. (1986), S. 20 f.
[80] Vgl. Melissaki, A. u.a. (2000), S. P235.
[81] Vgl. Redley, B.; Beanland, C. (2004), S. 95 f.
[82] Vgl. Cambridge Dictionary Online (2014), s.v. family; relative.
[83] Vgl. Pochard, F. u.a. (2005), S. 92.
[84] Vgl. Jeitziner, M.-M.; Jenni-Moser, B.; Pooe, E. (2019), S. 132.
[85] Vgl. Rogers, A.C. (1997), S. 69.
[86] Vgl. Jeitziner, M.-M.; Jenni-Moser, B.; Pooe, E. (2019), S. 133.
[87] Vgl. Egle, U.T. u.a. (2016), S. 1252.
[88] Vgl. ebd. (2016), S. 1248.
[89] Vgl. Wåhlin, I.; Ek, A.-C.; Idvall, E. (2009), S. 2582.

Die Vulnerabilität der Angehörigen kann in zwei Kategorien eingeteilt werden und diese in drei Dimensionen untergliedert.[90] Des Weiteren können Handlungen und Sichtweisen der An- und Zugehörigen in drei Hauptphänomene eingruppiert werden: Anhaltende Unsicherheit, sich selbst zurücknehmen und eigene Rückschlüsse ziehen.[91] Als Hauptgrund für die Vulnerabilität wird beschrieben, dass die An- und Zugehörigen von betroffenen Menschen, die auf einer Intensivstation behandelt werden, sich in einem dauerhaften Anpassungsprozess befinden und ihren Platz sowie ihre Rolle auf der Intensivstation erst finden müssen.[92] Ein weiterer Faktor der Vulnerabilität ist die finanzielle Situation der betroffenen An- und Zugehörigen. Die Unklarheit der finanziellen Situation wurde von einigen Versuchspersonen der Studie um Frau Agård und Frau Harder als eine Belastung beschrieben.[93] In Kapitel 2 wurden die Faktoren und Risikofaktoren die Vulnerabilität erhöhen können, beschrieben.[94] Hierunter zählt auch die finanzielle Situation. Vor allem An- und Zugehörige, die in einer finanziellen Abhängigkeit zum betroffenen Menschen stehen, welcher auf der Intensivstation behandelt wird, können nach Auffassung des Verfassers stark vulnerabel werden, wenn plötzlich das notwendige Einkommen wegfällt oder stark reduziert wird. An- und Zugehörige von Menschen, die auf einer Intensivstation behandelt werden, können verschiedene Rollen einnehmen.[95] Das therapeutische Team sollte die Kompetenzen besitzen, diese Rollen zu erkennen und spezifisch auf die Bedürfnisse der einzelnen Personen eingehen können.[96] Die Unterstützung, die An- und Zugehörige in dieser schwierigen Zeit benötigen, kann auf drei Dimensionen reduziert werden: kognitive -, emotionale- und intellektuelle Ressourcen.[97] Diese abstrakten Dimensionen werden von der Autorenschaft der Studie weiter definiert als: Unterstützt werden als Person, als An- und Zugehöriger und durch sich selbst Unterstützung erfahren.[98] Die Forschung um das Team von Frau Wåhlin konnte aufzeigen, dass die Zeit der Intensivtherapie für die betroffenen An- und Zugehörige als eine sehr schlimme Zeit in Erinnerung bleibt. Diese geben an Angst gehabt zu haben, konnten diese Angst aber durch Copingstrategien und durch Unterstützung des Teams der jeweiligen Station wieder lindern.[99] Die Versuchspersonen der Studie gaben an, dass für sie offene Besuchszeiten, eine fürsorgliche Atmosphäre wie ein kontinuierlicher, ehrlicher und unkomplizierter Informationsfluss, aber auch ein echter Wille zu helfen und zu entlasten seitens des Teams in dieser Zeit wesentlich war.[100] Die Studie des Teams von Frau Maxwell

[90] Vgl. Wong, P. u.a. (2017), S. 4396 f.
[91] Vgl. Agård, A.S.; Harder, I. (2007), S. 173.
[92] Vgl. ebd. (2007), S. 176.
[93] Vgl. ebd. (2007), S. 174.
[94] Vgl. Rogers, A.C. (1997), S. 66.
[95] Vgl. Quinn, J.R. u.a. (2012), S. 4.
[96] Vgl. ebd. (2012), S. 10.
[97] Vgl. Johansson, I.; Fridlund, B.; Hildingh, C. (2005), S. 294.
[98] Vgl. ebd. (2005), S. 294.
[99] Vgl. Wåhlin, I.; Ek, A.-C.; Idvall, E. (2009), S. 2582.
[100] Vgl. ebd. (2009), S. 2582.

zeigte aber auch statistisch signifikante Unterschiede zwischen den Wünschen und Bedürfnissen der An- und Zugehörigen und den Wahrnehmungen der Intensivpflegenden auf.[101]

Diese Übersichtsarbeit auf dem Boden einer systematischen Literaturrecherche konnte die Faktoren der Vulnerabilität von An- und Zugehörigen von Menschen auf einer Intensivstation aufzeigen. Ebenso wurde dargestellt, dass diese An- und Zugehörigen ebenso das Risiko aufweisen, an einem Post-Intensive Care Syndrom zu erkranken wie der betroffene Mensch selbst.[102] Deshalb ist es wichtig, diese an- und zugehörigen Personen professionell wie empathisch zu begleiten und zu unterstützen.[103] Diese Seminararbeit zeigt aber auch aus Sicht des Verfassers, eine weiter bestehende Forschungslücke innerhalb der Thematik der An- und Zugehörigen auf Intensivstation auf. Denn wie die systematische Literaturrecherche zeigte, verweisen die meisten wissenschaftlich Publizierenden der Studien darauf, dass noch weitere Forschung innerhalb der jeweiligen spezifischen Fragestellung erfolgen muss. Außerdem zeigt nach Auffassung des Verfassers die Arbeit in der klinischen Praxis auf einer Intensivstation, dass An- und Zugehörige noch nicht optimal unterstützt werden. Jedoch bietet dies den jeweiligen Teams die Möglichkeit, strukturelle Veränderungen vorzunehmen, um Wünsche und Copingstrategien der An- und Zugehörigen zu unterstützen. Die Umsetzung von Projekten wie das der Angehörigen freundlichen Intensivstation des Pflege e. V.[104] oder die des aktiven Angehörigentelefonats[105] könnten erste Meilensteine einer Familienorientierung auf Intensivstationen bilden.

---

[101] Vgl. Maxwell, K.E.; Stuenkel, D.; Saylor, C. (2007), S. 370 f.
[102] Vgl. Jeitziner, M.-M.; Jenni-Moser, B.; Pooe, E. (2019), S. 132.
[103] Vgl. Wåhlin, I.; Ek, A.-C.; Idvall, E. (2009), S. 2850.
[104] Vgl. Juchems, S.; Brendt, J. (2021), http://www.stiftung-pflege.info (Stand: 10.03.2021).
[105] Vgl. Maier, J. (2010), S. 28 ff.

**Anhang**

**Suchprotokoll**

Seminararbeit Wahlmodul Schutzkonzepte DHBW Stuttgart APW - WiSe 2020/2021

Thema: Vulnerabilität von An- und Zugehörigen, von Menschen die auf einer Intensivstation behandelt werden

Daniel Anders

| Datum | Suchmaschine / Datenbank / Portal | Lauf Nummer | Sprache | Such Zeitraum | weitere Filter/ Limits | Syntax | Treffer ausgewertet | Gesamt-treffer | Relevante Treffer | davon bereits recherchiert | Auswahl |
|---|---|---|---|---|---|---|---|---|---|---|---|
| 23.02.21 | Google Scholar | 1 | Deutsch | Alle | | (Angehörige ODER Zugehörige UND Intensivstation) UND Vulnerabilität | Nach Relevanz sortiert, die ersten 50 ausgewertet | 139 | 2 | 0 | 2 |
| 23.02.21 | Schneeballsystem | 1.1 | | | | Schneeball aus Lauf 1 | | | 1 | 0 | 1 |
| 26.02.21 | Google Scholar | 2 | Englisch | 2011 - 2021 | | (relatives OR family caregivers OR family) AND (Intensive care unit OR ICU) AND Vulnerability | Nach Relevanz sortiert, die ersten 100 ausgewertet | 19900 | 13 | 0 | 6 |
| 26.02.21 | Schneeballsystem | 2.1 | | | | Schneeball aus Lauf 2 | | | 4 | 0 | 3 |
| 27.02.21 | Cochrane Database of Systematic Reviews | 3 | Englisch | Alle | | (("relatives")ti,ab,kw OR ("family caregivers")ti,ab,kw OR ("family)ti,ab,kw ) AND (("intensive care unit")ti,ab,kw OR ("ICU")ti,ab,kw) AND (("vulnerab"")ti,ab,kw) | Alle ausgewertet | 4 | 0 | | 1 |
| 27.02.21 | CINAHL | 4 | Englisch | Alle | Sprache Englisch | (("relatives") OR ("family caregivers") OR ("family")) AND (("intensive care unit") OR ("ICU") OR ("critical care")) AND vulnerab* | Alle ausgewertet | 146 | 25 | 0 | 24 |
| 28.02.21 | SpringerLink | 5 | Englisch | Alle | | realtives AND ICU AND vulnerab* | Nach Relevanz sortiert, die ersten 50 ausgewertet | 2460 | 1 | 0 | 1 |
| 01.03.21 | Pubmed (Medline) | 6 | Englisch | Alle | Sprache Englisch | ("relatives"[All Fields] OR "family caregivers"[All Fields] OR "Family"[All Fields]) AND ("intensive care unit"[All Fields] OR "ICU"[All Fields]) AND "vulnerab"[All Fields] | Alle ausgewertet | 218 | 25 | 13 | 8 |
| 02.03.21 | Plattform Content-Select | 7 | Deutsch | Alle | Nur lizenzierte Medien. | Angehörige Zugehörige Intensivstation Vulnerabilität | Nach Relevanz sortiert, die ersten 100 ausgewertet | 474 | 3 | 0 | 1 |
| 02.03.21 | Hogrefe E-Libary | 8 | Deutsch | Alle | Nur lizenzierte Medien. | Angehörige Zugehörige Intensivstation Vulnerabilität | Alle ausgewertet | 3 | 1 | 0 | 1 |
| 02.03.21 | AWMF | 9 | Deutsch | Alle | | Vulnerabilität Intensivstation | | 0 | | | |
| 02.03.21 | AWMF | 10 | Deutsch | Alle | | Angehörige Intensivstation | Alle ausgewertet | 3 | 0 | | |
| 02.03.21 | AWMF | 11 | Deutsch | Alle | | Zugehörige Intensivstation | | 0 | | | |
| 02.03.21 | NICE | 12 | Englisch | Alle | | relatives ICU vulnerab | Alle ausgewertet | 4 | 0 | | |
| 02.03.21 | CNE Theme | 13 | Deutsch | Alle | | Angehörige Intensivstation Vulnerabilität | Alle ausgewertet | 33 | 1 | 0 | 1 |
| | | | | | | | **Summen:** | 23384 | 76 | 13 | 48 |

17

Anlage 1     Suchprotokoll zur systematischen Literaturrecherche

Tab. 1:   Suchprotokoll zur systematischen Literaturrecherche [106]

---

[106] Eigene Darstellung.

# Quellenverzeichnis

Literaturverzeichnis

**Agård, A. S.; Harder, I.** (2007): Relatives' experiences in intensive care - finding a place in a world of uncertainty. In: Intensive & Critical Care Nursing, 23. Jg. (2007), Heft 3, S. 170-177. https://www.doi.org/10.1016/j.iccn.2006.11.008

**American Psychological Association (2011)**: Center for Epidemiological Studies-Depression, https://www.apa.org/pi/about/publications/caregivers/practice-settings/assessment/tools/depression-scale (Stand: 04.03.2021).

**Baumhover, N. C.; May, K. M.** (2013): A vulnerable population: families of patients in adult critical care. In: AACN Advanced Critical Care, 24. Jg. (2013), Heft 2, S. 130-148. https://www.doi.org/10.1097/NCI.0b013e318286489e

**Brock, A.; Kany, A.; Knipfer, E.** (2018): Fachpflege Intensivpflege. Medizinische und pflegerische Grundlagen. 2. Aufl., München.

**Dewis, M. E.; Chekryn, J.** (1986): Vulnerable and valuable: the spouse's role. In: Canadian Nurse, 82. Jg. (1986), Heft 11, S. 20-21.

**Egle, U. T.; Franz, M.; Joraschky, P.; Lampe, A.; Seiffge-Krenke, I.; Cierpka, M.** (2016): Gesundheitliche Langzeitfolgen psychosozialer Belastungen in der Kindheit – ein Update. In: Bundesgesundheitsblatt, 59. Jg. (2016), Heft 10, S. 1247-1254. https://doi.org/10.1007/s00103-016-2421-9

**Feichtner, A.** (2014): Lehrbuch der Palliativpflege. 4. überarb. u. erweit. Aufl., Wien.

**Fiddler, M.; Jackson, J.; Kapur, N.; Wells, A.; Creed, F.** (2004): Childhood adversity and frequent medical consultations. In: General Hospital Psychiatry, 26. Jg. (2004), Heft 5, S. 367-377. https://doi.org/10.1016/j.genhosppsych.2004.04.001

**Großbichler, T.; Nagl-Cupal, M.** (2019): Der Übergang von der Intensiv- auf die Normalstation und die Zeit danach. Eine qualitative Studie aus Sicht der Betroffenen und deren Angehörigen. In: HeilberufeSCIENCE, 10. Jg. (2019), Heft 1-2, S. 2-11. https://doi.org/10.1007/s16024-019-0324-z

**Huth, M.** (2016): Reflexionen zu einer Ethik des vulnerablen Leibes. In: Zeitschrift für Praktische Philosophie, 3. Jg. (2016), Heft 1, S. 273-304. https://doi.org/10.22613/zfpp/3.1.9

**Jeitziner, M.-M.; Jenni-Moser, B.; Pooe, E.** (2019): Langzeitfolgen des Intensivaufenthalts. In: intensiv Fachzeitschrift für Intensivpflege und Anästhesie, 27. Jg. (2019), Heft 3, S. 132-134. https://www.doi.org/10.1055/a-0861-2685

**Johansson, I.; Fridlund, B.; Hildingh, C.** (2005): What is supportive when an adult next-of-kin is in critical care? In: Nursing in Critical Care, 10. Jg. (2005), Heft 6, S. 289-298. https://doi.org/10.1111/j.1362-1017.2005.00136.x

**Juchems, S.; Brendt, J.** (2021): Angehörigen freundliche Intensivstation, http://www.stiftung-pflege.info/stiftung/?page_id=209 (Stand: 10.03.2021).

**Lauster, M.; Drescher, A.; Wiederhold, D.; Menche, N.** (2014): Pflege Heute. Lehrbuch für Pflegeberufe. 6. vollst. überar. Aufl., München.

Maier, J. (2010): Einbindung von Angehörigen. Das aktive Angehörigentelefonat. In: PflegeIntensiv, 10. Jg. (2010), Heft 4, S. 28-31.

Maxwell, K. E.; Stuenkel, D.; Saylor, C. (2007): Needs of family members of critically ill patients: a comparison of nurse and family perceptions. In: Heart & Lung, 36. Jg. (2007), Heft 5, S. 367-376. https://doi.org/10.1016/j.hrtlng.2007.02.005

Melissaki, A.; Paparrigopoulos, T.; Efthymiou, A.; Kribeni, G.; Pavlou, E. (2000): Acute psychological reactions in relatives of patients treated in the intensive care unit (ICU). In: Critical Care, 4. Jg. (2000), Heft 1, S. P235. https://doi.org/10.1186/cc954

Messall, A.; Stein, U. (2017): Fachpflege neonatologische und pädiatrische Intensivpflege. 3. Aufl., München.

Münch, U.; Deffner, T.; von Schmude, A.; Kern, M.; Kiepke-Ziemes, S.; Radbruch, L. (2020): Empfehlungen zur Unterstützung von belasteten, schwerstkranken, sterbenden und trauernden Menschen in der Corona-Pandemie aus palliativmedizinischer Perspektive. Empfehlungen der Deutschen Gesellschaft für Palliativmedizin (DGP), der Deutschen Interdisziplinären Vereinigung für Intensiv- und Notfallmedizin (DIVI), des Bundesverbands Trauerbegleitung (BVT), der Arbeitsgemeinschaft für Psychoonkologie in der Deutschen Krebsgesellschaft, der Deutschen Vereinigung für Soziale Arbeit im Gesundheitswesen (DVSG) und der Deutschen Gesellschaft für Systemische Therapie, Beratung und Familientherapie (DGSF). In: Der Schmerz, 34. Jg. (2020), Heft 4, S. 303-313. https://doi.org/10.1007/s00482-020-00483-9

Cambridge Dictionary Online (2014): s.v. family; relative., Cambridge 2014. https://dictionary.cambridge.org/de/worterbuch/englisch/family                     ; https://dictionary.cambridge.org/de/worterbuch/englisch/relative?q=relatives (Stand: 28.02.2021).

Pschyrembel online (2016): s.v. Vulnerabilität, Berlin 2016. https://www.pschyrembel.de/vulnerabilität/K0NWL/doc/ (Stand: 04.02.2021).

Pschyrembel online (2018): s.v. Angehöriger, Berlin 2018. https://www.pschyrembel.de/Angehöriger/T00KD/doc/ (Stand: 18.02.2021).

Duden online (2020): s.v. Vulnerabilität; vulnerabel; Bezugsperson, Berlin 2020. https://www.duden.de/rechtschreibung/Vulnerabilitaet                     ; https://www.duden.de/rechtschreibung/vulnerabel                     ; https://www.duden.de/rechtschreibung/Bezugsperson (Stand: 06.02.2021).

Oechsle, K.; Ullrich, A.; Marx, G.; Benze, G.; Heine, J.; Dickel, L.; Zhang, Y.; Wowretzko, F.; Wendt, K. N.; Nauck, F.; Bokemeyer, C.; Bergelt, C. (2019): Psychological burden in family caregivers of patients with advanced cancer at initiation of specialist inpatient palliative care. In: BMC Palliative Care, 18. Jg. (2019), Heft 102, S. 1-14. https://doi.org/10.1186/s12904-019-0469-7

Pochard, F.; Darmon, M.; Fassier, T.; Bollaert, P. E.; Cheval, C.; Coloigner, M.; Merouani, A.; Moulront, S.; Pigne, E.; Pingat, J.; Zahar, J. R.; Schlemmer, B.; Azoulay, E. (2005): Symptoms of anxiety and depression in family members of intensive care unit patients before discharge or death. A prospective multicenter study. In: Journal of Critical Care, 20. Jg. (2005), Heft 1, S. 90-96. https://doi.org/10.1016/j.jcrc.2004.11.004

Quinn, J. R.; Schmitt, M.; Baggs, J. G.; Norton, S. A.; Dombeck, M. T.; Sellers, C. R. (2012): Family Member Informal Roles in End-of-Life Decision-Making in Adult ICUs.

In: American Journal of Critical Care, 21. Jg. (2012), Heft 1, S. 43-51. https://doi.org/10.4037/ajcc2012520

**Redley, B.; Beanland, C. (2004)**: Revising the critical care family needs inventory for the emergency department. In: Journal of Advanced Nursing, 45. Jg. (2004), Heft 1, S. 95-104. https://doi.org/10.1046/j.1365-2648.2003.02865.x

**Rogers, A. C. (1997)**: Vulnerability, health and health care. In: Journal of Advanced Nursing, 26. Jg. (1997), Heft 1, S. 65-72. https://doi.org/10.1046/j.1365-2648.1997.1997026065.x

**Schrems, B. M. (2020)**: Vulnerabilität in der Pflege. Was verletzlich macht und Pflegende darüber wissen müssen. 1. Aufl., Weinheim u.a.

**Simon, M. (2017)**: Dazu gibts nichts!? Die Kunst der Literaturrecherche. In: Panfil, E.-M. (Hrsg.): Wissenschaftliches Arbeiten in der Pflege. Lehr- und Arbeitsbuch für Pflegende. 3. vollst. überar. u. erw. Aufl., Bern 2017, S. 171-198.

**Wåhlin, I.; Ek, A.-C.; Idvall, E. (2009)**: Empowerment from the perspective of next of kin in intensive care. In: Journal of Clinical Nursing, 18. Jg. (2009), Heft 18, S. 2580-2587. https://www.doi.org/10.1111/j.1365-2702.2008.02744.x

**Wild, V. (2014)**: Vulnerabilität. In: Lenk, C.; Duttge, G.; Fangerau, H. (Hrsg.): Handbuch Ethik und Recht der Forschung am Menschen, Berlin u.a. 2014, S. 297-298.

**Wong, P.; Liamputtong, P.; Koch, S.; Rawson, H. (2017)**: Barriers to regaining control within a constructivist grounded theory of family resilience in ICU: Living with uncertainty. In: Journal of Clinical Nursing, 26. Jg. (2017), Heft 23-24, S. 4390-4403. https://doi.org/10.1111/jocn.13768

**World Health Organization (o.J.)**: Violence against children, https://www.who.int/health-topics/violence-against-children#tab=tab_1 (Stand: 07.02.2021).

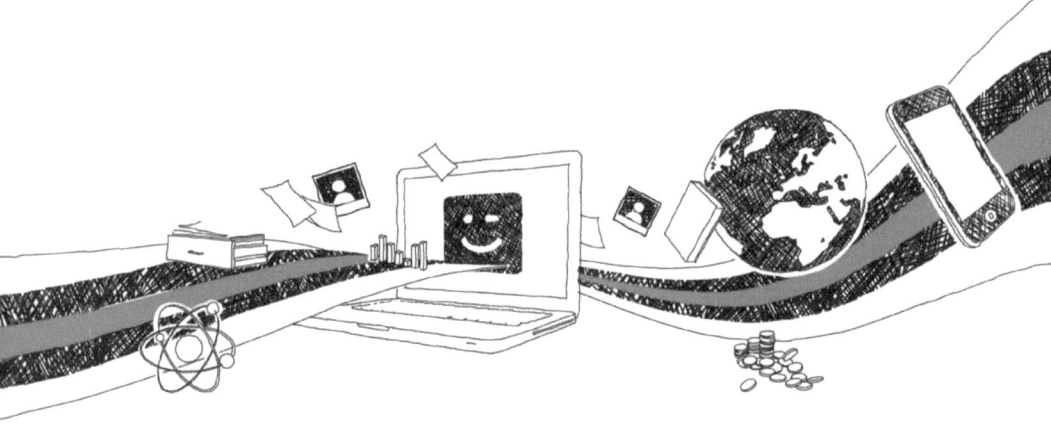
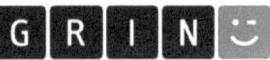